BEI GRIN MACHT SICH IHR WISSEN BEZAHLT

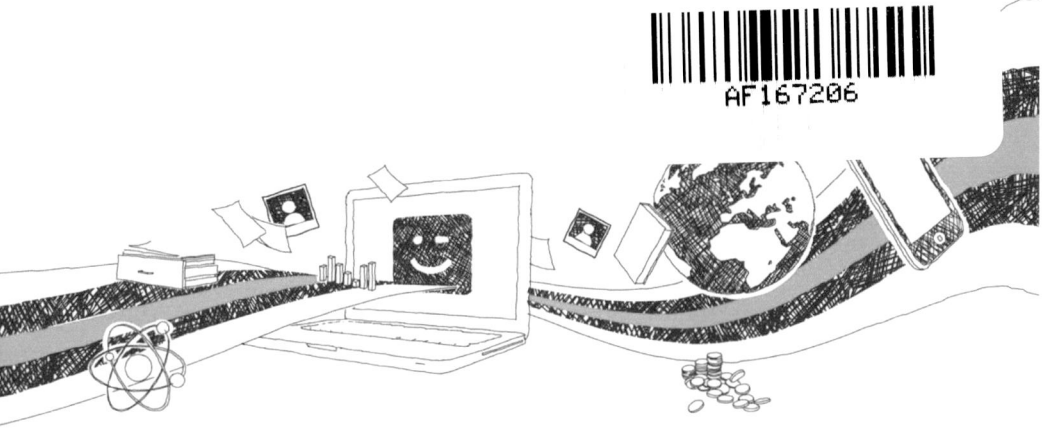

- Wir veröffentlichen Ihre Hausarbeit, Bachelor- und Masterarbeit

- Ihr eigenes eBook und Buch - weltweit in allen wichtigen Shops

- Verdienen Sie an jedem Verkauf

Jetzt bei www.GRIN.com hochladen und kostenlos publizieren

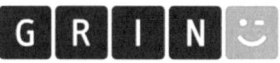

Bibliografische Information der Deutschen Nationalbibliothek:

Die Deutsche Bibliothek verzeichnet diese Publikation in der Deutschen National-bibliografie; detaillierte bibliografische Daten sind im Internet über http://dnb.d-nb.de/ abrufbar.

Impressum:

Copyright © 2017 GRIN Verlag
Druck und Bindung: Books on Demand GmbH, Norderstedt Germany
ISBN: 9783346152640

Dieses Buch bei GRIN:

https://www.grin.com/document/539630

Robin Scharfenberg

Patientenedukation. Information, Schulung und Beratung

GRIN Verlag

GRIN - Your knowledge has value

Der GRIN Verlag publiziert seit 1998 wissenschaftliche Arbeiten von Studenten, Hochschullehrern und anderen Akademikern als eBook und gedrucktes Buch. Die Verlagswebsite www.grin.com ist die ideale Plattform zur Veröffentlichung von Hausarbeiten, Abschlussarbeiten, wissenschaftlichen Aufsätzen, Dissertationen und Fachbüchern.

Besuchen Sie uns im Internet:

http://www.grin.com/

http://www.facebook.com/grincom

http://www.twitter.com/grin_com

Akkon Hochschule für Humanwissenschaften Berlin

Studiengang: Pädagogik im Gesundheitswesen

Modul 8: Erziehungswissenschaften, Pädagogik und pädagogische Psychologie

Patientenedukation

Information, Schulung und Beratung

Robin Scharfenberg

Inhaltsverzeichnis

1 Einführung

Der Begriff der Edukation ist im anglo-amerikanischen Raum seit Jahren fest verankert und gehört zum Selbstverständnis der Pflegenden. Durch die lange Tradition der Akademisierung und Professionalisierung der Pflege ist die Edukation ein Kernbestandteil. Die Prämisse „Nursing is teaching" gilt seit den dreißiger Jahren des 20. Jahrhunderts. In Deutschland war dies lange Zeit anders. „Hands on nursing" lautete hier die Devise. Beratende und anleitende Funktionen waren keine zentralen Aufgaben. Die Edukation war eine Domäne der Psychologen und der Verhaltensmediziner. So wurde die Medizin als zentrale Aufklärungsinstanz verstanden und die Pflege hatte in „Gesundheitsfragen" keine eigenständige Beratungskompetenz. (Müller-Mundt, Schaeffer, Pleschberger & Brinkhoff, 2000, S. 44 ff.). Neue Impulse gingen erst von der Einführung der Pflegeversicherung im Jahr 1995 aus. Dies war der Anstoß zu einer Auseinandersetzung der Pflegenden mit beratenden und anleitenden Aufgaben. Durch das neue Krankenpflegegesetz im Jahr 2004 bekamen zudem die Beratung und Anleitung als zentrale Aufgaben der Pflegenden hinzu. Nach wie vor gehört jedoch die Beratung in Deutschland nicht zum pflegerischen Selbstverständnis, Gespräche und Anleitungen haben häufig einen niedrigen Stellenwert im pflegerischen Alltag.

Die Notwendigkeit einer Patientenedukation wird immer deutlicher. Die demografische Entwicklung der Bevölkerung in Deutschland zeigt, dass die Zahl älterer Menschen und ihr Bevölkerungsanteil zunimmt. Dieser Alterungsprozess lässt die Anzahl von pflegebedürftigen Menschen immer mehr anwachsen. Zwischen 1999 und 2015 ist diese bereits von 2,0 auf 2,9 Millionen angestiegen. Bis zum Jahr 2060 könnte die Zahl der Pflegebedürftigen bis auf 4,8 Millionen steigen. Rund 7 Prozent der Gesamtbevölkerung in Deutschland wären dann pflegebedürftig; ein doppelt so hoher Anteil wie heute. (Bundesinstitut für Bevölkerungsforschung, 2017a). 73 Prozent aller pflegebedürftigen Menschen werden zu Hause betreut, knapp die Hälfte davon allein durch Angehörige (Bundesinstitut für Bevölkerungsforschung, 2017b). Kranke Menschen und deren Bezugspersonen benötigen daher immer mehr Unterstützungsbedarf, auch im Rahmen qualitativer Information, Beratung und Schulung. Weitere Aspekte begründen die Notwendigkeit der Patientenedukation in der Pflege:

- Die Krankheitsverläufe sind heute eher chronisch, Menschen leben Jahrzehnte mit ihren Krankheiten – es bleibt ihnen viel Zeit zum Lernen.
- Die Ansprüche der Menschen steigen, viele wollen informiert sein, fragen nach Zweitmeinungen, bevor sie eine Entscheidung fällen.
- Therapien sind heute langfristiger und aufwändiger, es gibt ständig neue Erkenntnisse.
- Politik und Kostenträger fordern mehr Eigenverantwortung im Zuge der Kostendämpfung.

(Abt-Zegelin, 2010, S. 3).

2 Patientenedukation in der Theorie

2.1 Definition

Patientenedukation umfasst alle psychologisch-pädagogischen Maßnahmen, die bei der Krankheitsbewältigung zum Tragen kommen. Edukation wird hierbei im Sinne des englischen Begriffs „education" verwendet, d.h. im Sinne von Bildung und nicht Erziehung. (Abt-Zegelin, 2012, S. 170). Als Patientenedukation werden laut Kocks und Segmüller (2012, S. 173) „vielfältige gezielte psychologische und pädagogische Aktivitäten bezeichnet, die Patienten und Angehörigen bei der Krankheitsbewältigung unterstützen." Schaeffer und Petermann (2015) verstehen unter Patientenedukation „Strategien in deren Zentrum die systematische Vermittlung gesundheits- bzw. krankheitsspezifischen Wissens steht, das [...] Erkrankte benötigen, um ihre Situation konstruktiv zu bewältigen und einen aktiven Part bei der Wiedererlangung bzw. Sicherung ihrer verbliebenen Gesundheit einzunehmen."

Abt-Zegelin erweitert den Begriff der Patientenedukation um Familienedukation. Auch Angehörige sind Adressaten der Bemühungen und Aktivitäten pflegebezogener Edukation. International ist die Bezeichnung Patientenedukation gebräuchlich und etabliert, vor allem in den Benelux-Staaten, Großbritannien, Skandinavien und in der USA. (London, 2003, S. 21).

2.2 Paradigmenwechsel

Patientenedukation war traditionell als Unterweisung konzipiert. Die reine Wissens-vermittlung zur Steigerung der Compliance war das vorrangige Ziel. (Schaeffer & Petermann, 2015, S. 2). In der Vergangenheit scheiterten jedoch viele Schulungsprogramme an einem kognitiven Überhang, da zu viel Wert auf die inhaltliche Vermittlung von Faktenwissen gelegt wurde (Sailer, 2009, S. 454). Der aktuelle Stand oder Pflegewissenschaft fordert die Einbeziehung des Patienten – insbesondere unter Förderung des individuellen Selbstpflege-managements – in die Gestaltung der Therapie (Schaeffer & Petermann, 2015, S. 2). Laut Sailer (2009, S. 454) ist Lernen „mehr als die Aufnahme und Verarbeitung von Informationen und muss dementsprechend mehrere Ebene ansprechen, damit ein echtes, dauerhaftes Interesse für das Thema entsteht." Allein durch Wissensvermittlung kommt ist nicht zu Verhaltensänderungen. Nur durch die Einbeziehung praktischer Kompetenzen, gelingt ein aktives und eigenverantwortliches Management der Krankheitssituation. (Schaeffer & Petermann, 2015, S. 2). Zusammengefasst beschreibt der Paradigmenwechsel die Entwicklung weg von der ausschließlichen Krankheitsbewältigung und hin zur Gesund-heitsförderung.

2.3 Ziel

Patientenedukation bedeutet Bildung, Wissensvermittlung und Kompetenzentwicklung. Patienten sollen zur Selbstpflege befähigt werden und ihnen Autonomie, Würde, Selbstaktualisierung und Selbstkontrolle wiedergegeben werden. (Huhn, 2012, S. 26). Mit Hilfe der Patientenedukation kann ein wichtiger Beitrag zum generellen Ziel der Pflege geleistet werden: Stärkung der individuellen Selbstpflegefähigkeiten und Kompetenzen des Patienten. (Kocks & Segmüller, 2012, S. 173). Die Ziele der Patientenedukation müssen in den Mittelpunkt gestellt werden und helfen den Patienten, sich ihrer Gesundheit Sorge zu tragen. Die Hauptziele bestehen darin, den Patienten zu einer gesundheitsbewussten Denk- und Handlungsweise zu verhelfen, die Eigenverantwortung zu verstärken, die Langzeitfolgen zu vermeiden und die Lebensqualität zu steigern. (London, 2003).

2.4 Methoden

Es wird zwischen drei Methoden innerhalb der Patientenedukation unterschieden: Informieren, Schulen und Beraten. Alle drei Aktivitäten sind Kernbestandteile pflegerischen Handelns und können sich im konkreten Patientenumgang mischen. (Koks & Segmüller, 2012, S. 173). Im Pflegealltag kann so bspw. aus einem Informationsgespräch eine Beratung werden bzw. in einer Beratung ein Schulungsbedarf deutlich werden.

2.4.1 Information

Bei der Methode der Information handelt es sich um eine mündliche oder schriftliche Mitteilung zur Klärung eines Sachverhalts, bspw. durch Informationsflyer, mittels Internet, mittels Adressweitergaben oder mit einer Recherchehilfe (Abt-Zegelin, 2012, S. 170). Dies ist eine klassische Form der Wissensvermittlung, die durch ihren unidirektionalen Weg gekennzeichnet ist. Die Information wird gezielt zum Empfänger, in der Regel Patienten und Angehörige, übertragen. (Sailer, 2009, S. 457).

Bei der Vermittlung von Informationen sollen folgende Punkte beachtet werden:

- Vorwissen des Patienten ermitteln
- Informationen objektiv, sicher und kompetent vermitteln
- Komplexität und Umfang der Informationen sowie Kenntnisstand des Patienten beachten
- richtigen Zeitpunkt wählen, ausreichend Zeit einplanen
- vergewissern, ob alles richtig verstanden wurde
- Möglichkeit geben, Verständnisfragen zu stellen

(I Care Pflege, S. 852).

2.4.2 Schulung

Eine Schulung ist ein „geplanter, strukturierter und schrittweise ablaufender Prozess" mit dem Ziel der Vermittlung von Inhalten und Fertigkeiten an ein oder mehrere Personen (Koks & Segmüller, 2012, S. 173). Anleitung, Unterweisung, Instruktion und Training werden hierbei synonym verwendet (Abt-Zegelin, 2012, S. 170). Der Schlusspunkt einer Schulung stellt die Überprüfung eines zuvor festgelegten Zieles im Rahmen der Ergebnissicherung dar (Koks & Segmüller, 2012, S. 173).

2.4.3 Beratung

„Beratung" und „Beraten" führen von ihrer Herkunft her auf „Rat" und „raten" zurück. „Rat" ist ein althochdeutsches Wort und wurde im Sinne gebraucht von: Besorgung notwendiger Mittel, Abhilfe, Fürsorge, gut gemeintem Vorschlag oder Empfehlung. Das Verb „raten" wurde im Sinne gebraucht von: vorschlagen, empfehlen und für etwas sorgen. (Mutzeck, 2005, S.12). Die folgende Definition von Dietrich (1987, S. 1, zit. n. Mutzeck 2005, S. 13) beschreibt Beratung wie folgt: „Klienten suchen Beratungsinstitutionen deswegen auf, weil sie mit schwierigen Lebenslagen [...] nicht mehr zurecht kommen. Sie erwarten von der Beratung eine Behebung oder Reduzierung ihrer Schwierigkeiten. Durch professionelle Beratung wird versucht, beim Klienten einen aktiven Lernprozess in Gang zu bringen, der es ihm ermöglicht, eine neue Kompetenzebene für erfolgreichere und zufrieden stellendere Auseinandersetzung mit seinen Problemen und Schwierigkeiten zu gewinnen. Die allgemeine Zielstellung [...], ist an der Verbesserung der Bewältigungskompetenz, der Selbsthilfebereitschaft [...] und Handlungstüchtigkeit der Klienten orientiert." Mutzeck (2005, S. 14) beschreibt, dass ein „Beratungsgespräch eine besondere zwischenmenschliche Interaktionsform [ist], die - im Gegensatz zum Alltagsgespräch - planvoll, fachkundig und methodisch geschult durchgeführt wird." Für die Pflege ist die Definition von Kocks und Segmüller (2012, S. 173) am prägnantesten: „Beratung ist ein ergebnisoffener, dialogischer Prozess, dessen Ziel eine individuelle Problemlösung ist. Entscheidend ist dabei, dass der Beratende sich auf den Klienten einlässt und mit ihm zusammen eine für ihn passende Lösung gesucht wird. Beraten bedeutet [...], unterschiedliche Möglichkeiten aufzuzeigen und das Gegenüber zu Entscheidungen zu befähigen."

2.5 Gesetzliche Verankerung

Ausbildungsgesetze der Gesundheits- und Krankenpflege und Altenpflege weisen auf die Bedeutung von Schulung und Beratung als Kernkompetenz hin. Im Krankenpflegegesetz (KrPflG) von 2004 wird die Beratung als ein fester Bestandteil der beruflichen Handlungskompetenz beschrieben. Im § 3 KrPflG wird die Fähigkeit zur Beratung als Ausbildungsziel formuliert: „Die Ausbildung für die Pflege [...] soll insbesondere dazu befähigen, die folgenden Aufgaben eigenverantwortlich auszuführen: [...] Beratung, Anleitung und Unterstützung von zu pflegenden Menschen und ihrer Bezugspersonen in der individuellen Auseinandersetzung mit Gesundheit und Krankheit." Gleiches gilt für das Altenpflegegesetz (AltPflG) von 2003. Im § 3 AltPflG wird die Beratung als Ausbildungsinhalt explizit erwähnt. In der Ausbildung in der Altenpflege werden „Kenntnisse, Fähigkeiten und Fertigkeiten [vermittelt], die zur selbständigen und eigenverantwortlichen Pflege einschließlich der Beratung, Begleitung und Betreuung alter Menschen erforderlich sind." Diese umfassen insbesondere, die "Gesundheitsvorsorge einschließlich der Ernährungs-beratung, [...], die Anleitung, Beratung und Unterstützung von Pflegekräften, die nicht

Pflegefachkräfte sind, [...], die Betreuung und Beratung alter Menschen in ihren persönlichen und sozialen Angelegenheiten, [...] sowie die Beratung pflegender Angehöriger." Des Weiteren kommt in nahezu allen bislang vorliegende Nationalen Expertenstandards des Deutschen Netzwerks für Qualitätsentwicklung in der Pflege der Beratung und Anleitung eine zentrale Bedeutung zu. In der Struktur-, Prozess- und Ergebnisqualität sind hierzu wesentliche Merkmale verankert. Im Expertenstandard „Schmerzmanagement in der Pflege" heißt es: „Die Pflegefachkraft gewährleistet eine gezielte Schulung und Beratung für den Patienten und seinen Angehörigen." (Büker, 2009, S. 18 ff.). Im Elften Sozialgesetzbuch (SGB XI), in dem sich alle Regelungen der Sozialen Pflegeversicherung befinden, kommt der Beratung ebenfalls ein hoher Stellenwert zu. § 7a SGB XI befasst sich explizit mit der Pflegeberatung. Demnach haben „Personen [...] Anspruch auf individuelle Beratung und Hilfestellung durch einen Pflegeberater [...] bei der Auswahl und Inanspruchnahme von [...] Sozialleistungen sowie sonstigen Hilfsangeboten, die auf die Unterstützung von Menschen mit Pflege-, Versorgungs- oder Betreuungsbedarf ausgerichtet sind." Weiterhin regelt § 37 SGB XI, dass Pflegebedürftige regelmäßig Anspruch auf „eine Beratung in der eigenen Häuslichkeit durch eine zugelassene Pflegeeinrichtung, durch eine [...] anerkannte Beratungsstelle mit nachgewiesener pflegefachlicher Kompetenz oder [...] durch eine von der Pflegekasse beauftragte, jedoch von ihr nicht beschäftigte Pflegefachkraft" haben.

2.6 Ablauf

Ähnlich den sechs Schritten des Pflegeprozesses lassen sich bei der Patientenedukation verschiedene Phasen unterscheiden: Informationssammlung, Zielvereinbarung, Planung und Durchführung, Auswertung, Dokumentation.

Im ersten Schritt muss zunächst der Lernbedarf festgestellt werden. Hierbei werden das Vorwissen, der Lerntyp, die Lernbereitschaft sowie mögliche Hindernisse oder Herausforderungen eingeschätzt. Am Anfang dieser Informationssammlung stehen Gespräche und Beobachtungen. Dabei können krankheitsspezifische Assessmentverfahren für den Edukationsbedarf genutzt werden. Im zweiten Schritt geht es um die gemeinsame Entwicklung einer Zielvereinbarung. Nicht alle Patienten wünschen, in gleichem Umfang informiert bzw. geschult zu werden. Daher ist ein an die individuellen Bedürfnisse angepasstes Vorgehen sinnvoll. Durch ein Schriftstück erhöht sich zudem die Verbindlichkeit und Transparenz und die Maßnahmen der Patientenedukation erhalten einen offiziellen Charakter. Nach der erfolgreichen Informationssammlung und Zielvereinbarung sind die konkreten edukativen Maßnahmen zu planen. Diese orientieren sich den individuellen Bedürfnissen und Möglichkeiten des Patienten. Neben den konkreten Inhalten, können auch Zeit und Raum der Maßnahme geplant werden. Im Rahmen der Auswertung werden die Maßnahmen auf ihre Wirksamkeit hin untersucht. Dies ist bspw. im Rahmen kleiner, beiläufiger Gespräche oder Demonstrationen möglich, bei denen das Erlernte und neu erworbene Fertigkeiten kurz beleuchtet werden. Alternativ können strukturierte Untersuchungsmethoden mit einem Fragebogen oder kleine praktische Prüfungen eingesetzt werden. Die letzte Phase der Dokumentation ist ein über alle anderen Schritte begleitender Prozess. Dies ist ein wichtiges Element der Qualitätsentwicklung und dient zudem als Informationssammlung und Wissensspeicher sowie ergänzendes Kommunikationsinstrument zur Informationsweitergabe.

3 Patientenedukation: Beispiele aus der Praxis

2001 wurden in Witten das „Netzwerk Patienten- und Familienedukation in der Pflege e.V."
gegründet. Ziel dieses Netzwerkes ist die Entwicklung und Unterstützung der Patienten- und
Familienedukation. Weitere Schwerpunkte sind:

- Etablierung der Patienten- und Familienedukation als Aufgabe der Pflege in Deutschland
- Förderung des Informationsflusses der Beteiligten untereinander
- Darstellung in der Öffentlichkeit
- Schaffung einer Lobby
- Verbesserung der Situation der Pflegebedürftigen

(London, 2003, S. 345).

Drei besondere Aktivitäten dieses Netzwerkes werden nun dargestellt.

3.1 Patienteninformationszentrum

2001 konnte in Lüdenscheid das erste Patienteninformationszentrum etabliert werden. Die
Idee kommt aus den USA, nach dem Vorbild des „Patient-Learning-Centers" am Beth-Israel-
Hospital in Boston. Es handelt sich um eine Informations- und Beratungsstelle unter
pflegerischer Leitung. Diese Biblio-Mediothek verfügt bspw. über Bücher, Broschüren, Filme
für Patienten und Angehörige. Ein Netzwerk von Pflegekräften, Ärzten, Apothekern und
anderen Spezialisten gewährleistet eine fachliche Unterstützung und eine richtige Bewertung
der Informationen. (Abt-Zegelin, 2012, S. 180).

Folgende Grundsätze gelten dabei für die Arbeit in einem Patienteninformationszentrum:

- keine Diagnosen stellen
- keine Therapien vorschlagen
- Patienten nicht in eine bestimmte Richtung beeinflussen
- bisherige Behandlungsverfahren nicht bewerten
- keine Informationen zu nicht anerkannten verfahren
- ein Besuch im Patienteninformationszentrum kann den Gang zum Arzt nicht ersetzten,
  sondern soll ihn ergänzen.

(Monn & Gerstetter, 2012, S. 70).

3.2 Broschüren

Der Einsatz von Broschüren ist ein niederschwelliger und leicht umzusetzender Schritt im
Rahmen der Patientenedukation. Die Wirksamkeit dieser kostengünstigen Variante ist
vielfach belegt. Gekoppelt mit einem Kurzgespräch ist der Einsatz von Broschüren weltweit
die häufigste Intervention. (Abt-Zegelin, 2013, S. 22). Einfache Flyer können selbst
hergestellt werden, zahlreiche Broschüren über Krankenkassen, Ministerien, Interessen-
gruppen oder über die Industrie bezogen werden. Die Qualität existierender Broschüren ist
jedoch sehr unterschiedlich. Die „Wittener Liste" enthält zehn Bewertungskriterien, anhand
deren Broschüren im Vorfeld gesichtet und bewertet werden sollten. Darüber hinaus dient sie

als Instrument bei der Erstellung eigener Broschüren. Die Kriterien der „Wittener Liste" im Überblick:

1. Zielgruppe und Ziel angegeben?
2. Alltagbezogen vorhanden? Relevanz der Information?
3. Positive Bewältigung beabsichtigt? Persönliche Ansprache?
4. Umfang und Schriftgröße?
5. Verständlichkeit?
6. Layout/Überschriften/Abbildungen/Gliederung?
7. Neuzeitliches Wissen/Literaturstützung/Quellen/Datum?
8. Autorenhinweise/Finanzierung/Abhängigkeit?
9. Weiterführende Hinweise/Adressen?
10. Vollständigkeit?

(Abt-Zegelin, 2012, S. 182 f.).

Broschüren sollten nicht einfach ausgelegt werden, sondern als Leitfaden für ein Gespräch genutzt werden bzw. zur Gesprächsvor- oder nachbereitung.

(Tolsdorf, 2010b, S. 7)

3.3 Mikroschulung

Mikroschulungen sind kleine Lerneinheiten, in denen eine „Wissensportion", eine Fertigkeit oder Verhaltensweise vermittelt wird. Die Dauer der Mikroschulung liegt zwischen 15 und 30 Minuten, Aufbaueinheiten und Wiederholungen sind möglich. Adressaten sind ein bis zwei Personen, bspw. der Patient und seine Bezugsperson. Am Ende findet eine kurze Ergebnissicherung statt. Geeignet für Mikroschulungen sind zahlreiche Themen, in der Regel häufig vorkommende kleinere Pflegeinterventionen, wie Blutdruckmessung, PEG-Versorgung, kleine Verbandwechsel, Augentropfengabe, Transfer, 30-Grad-Lagerung, Umgang mit Dosier-Aerosol. (Abt-Zegelin, 2006, S.62). Für jede Mikroschulung existiert ein schriftliches Konzept, damit ein planvolles Vorgehen für alle schulenden Personen möglich ist. Dennoch können Ziele, Inhalte und das Vorgehen individuell angepasst werden. So werden bspw. vorhandene Erfahrungen und Fähigkeiten berücksichtigt. (Tolsdorf, 2010a, S.10 ff.) Grundlegend sind drei Bestandteile: Sachanalyse, Schulungsmaterialien und Schulungsablauf.

Die verschiedenen Schritte einer Mikroschulung laufen wie folgt ab:

1. Vorwissen festhalten, Haltung erkennen
2. Richtziel für Schulungsinhalt mit Patienten bzw. Angehörigen vereinbaren
3. Feinziele für Schulungseinheiten festlegen
4. Wissen ergänzen
5. Anschauungsmaterial vorstellen und erklären
6. Demonstration der jeweiligen Technik

7. Übungen mit zu Schulendem durchführen

8. Fragen beantworten

9. Infomaterial aushändigen

10. Überprüfung durchführen zur Ergebnissicherung, an die Lernziele angepasst

11. Feedback zur Schulung

12. Dokumentation

Der letzte Schritt einer Mikroschulung ist im Rahmen der Qualitätssicherung wichtig. Des Weiteren dient die Dokumentation als Leistungsnachweis und sorgt für Transparenz für andere Beteiligte, bspw. behandelnder Arzt, zuständige Pflegenden und Angehörige. (Poser, 2012, S. 186; Abt-Zegelin, 2006, S. 63).

Der Vorteil einer Mikroschulung liegt darin, dass auf den Einzelnen individuell eingegangen werden kann. Herkömmliche Schulungsprogramme sind auf große Gruppen ausgerichtet; dabei bleibt die Lernzielorientierung allgemein gehalten. Auf den konkreten Alltag des Einzelnen ist wenig Bezug möglich. Mikroschulungen sind darauf ausgerichtet, das Wissen und die Fähigkeiten des Adressaten zu ergänzen, seine Selbstbestimmung zu fördern und ihm zu helfen, Experte in eigener Sache zu werden. (Tolsdorf, 2010a, S. 11).

4 Fazit

In den letzten Jahren konnte die Patientenedukation eine enorme Weiterentwicklung verzeichnen, so dass diese zu einem bedeutsamen und selbstverständlichen Teil des Alltags der Pflegenden geworden ist (Schaeffer & Petermann, 2015, S. 4). Nach wie vor finden jedoch die einzelnen Maßnahmen der Patientenedukation oft nur zufällig, stumm, ohne Konzept und von unterschiedlicher Qualität statt. (Abt-Zegelin, 2010, S. 2). Sie sind oft nur handlungsbegleitend und werden daher auch nicht dokumentiert. Die Aktivitäten der Patientenedukation können und müssen Pflegekräfte als einen wichtigen Bestandteil ihres Aufgabengebietes und als normale Tätigkeiten verstehen und in der Praxis umsetzen. Im Kontext von Beratung, Schulung und Information ist eine gute fachliche Qualifikation ein entscheidendes Qualitätskriterium (Kocks & Segmüller, 2012, S. 181). Daher ist für eine erfolgreiche Patientenedukation neben dem Fachwissen aus der Pflege und Medizin pädagogisches Wissen nötig um eine Anleitungs- und Beratungskompetenz zu entwickeln (Huhn, 2010, S. 27). Um eine wissenschaftlich fundierte Patientenedukation zu gewährleisten, wird zunehmend auf evidenzbasierte Informationen und Handlungen zurückgegriffen (Kocks & Segmüller, 2012, S. 181).

Literaturverzeichnis

Abt-Zegelin, A. (2006). Mikroschulungen - Pflegewissen für Patienten und Angehörige, 1. Teil. *Die Schwester Der Pfleger, 45* (1), 62-65.

Abt-Zegelin, A. (2010). Alltagsorientiert Gesundheit fördern. In: Auf den Alltag vorbereiten. Patienten informieren, schulen und beraten. *CNE.fortbildung, 2* (7), 2-7.

Abt-Zegelin, A. (2012). Informieren, Beraten und Schulen als Pflegeaufgabe. In: Poser, M. (Hrsg.). *Lehrbuch Stationsleitung. Pflegemanagement für die mittlere Führungsebene im Krankenhaus* (S. 169-194). Bern: Hans Huber.

Büker, Ch. (2009). *Pflegende Angehörige stärken. Information, Schulung und Beratung als Aufgaben der professionellen Pflege.* Stuttgart: Kohlhammer.

Bundesinstitut für Bevölkerungsforschung (2017a). Zahlen und Fakten. Anzahl der Pflegebedürftigen steigt vor allem bei den Hochbetagten. Abgerufen am 30.05.2017 von http://www.demografie-portal.de/SharedDocs/Informieren/DE/ZahlenFakten/ Pflegebeduerftige_Anzahl.html

Bundesinstitut für Bevölkerungsforschung (2017b). Zahlen und Fakten. Pflegebedürftige werden meistens zu Hause versorgt. Abgerufen am 30.05.2017 von http://www.demografie-portal.de/SharedDocs/Informieren/DE/ZahlenFakten/ Pflegebeduerftige_Versorgung.html

Huhn, S. (2010). Damit zu Hause alles glatt geht. *Heilberufe* (4), 26-27.

I Care (2015). Stuttgart: Georg Thieme.

Kocks, A. & Segmüller, T. (2012). Patientenedukation - Beratung, Schulung, Information in der Pflege. In: Schewior-Popp, S., Sitzmann, F. & Ullrich, L. (Hrsg.). *Thiemes Pflege. Das Lehrbuch für Pflegende in Ausbildung* (12. Aufl.) (S. 172-182). Stuttgart: Georg Thieme.

London, F. (2003). *Informieren, Schulen, Beraten. Praxishandbuch zur Patientenedukation.* Bern: Hans Huber

Monn, A., & Gerstetter, J. (2012). Das Patienten-Informationszentrum im Marienhospital Stuttgart. *PADUA 7* (2), 69-72.

Müller-Mundt, G., Schaeffer, D., Pleschberger, S. & Brinkhoff, P. (2000). Patientenedukation – (k)ein zentrales Thema in der deutschen Pflege? *Pflege & Gesellschaft, 5* (2), 42-53.

Mutzeck, W. (2005). *Kooperative Beratung. Grundlagen und Methoden der Beratung und Supervision im Berufsalltag* (5. Aufl.). Weinheim: Beltz.

Redman, B. K. (2009). *Patientenedukation - Kurzlehrbuch für Pflege- und Gesundheitsberufe* (2. Aufl.). Bern: Hans Huber.

Sailer, M. (2009). Patientenedukation. In: Panfil, E.-M. & Schröder, G. (Hrsg.). *Pflege von Menschen mit chronischen Wunden* (S. 453-472). Bern: Hans Huber.

Schaeffer, D. & Petermann, F. (2015). Patientenberatung / Patientenedukation. Abgerufen am 10.05.2017 von http://www.leitbegriffe.bzga.de/alphabetisches-verzeichnis/patientenberatung-patientenedukation

Tolsdorf, M. (2010a). Patientenwissen „to go". Mikroschulungen. In: Auf den Alltag vorbereiten. Patienten informieren, schulen und beraten. *CNE.fortbildung* 2 (7), 10-12.

Tolsdorf, M. (2010b). Hilfsmittel in der Patientenberatung. Mit Broschüren gezielt informieren. In: Auf den Alltagvorbereiten. Patienten informieren, schulen und beraten. *CNE.fortbildung* 2 (7), 7-10.

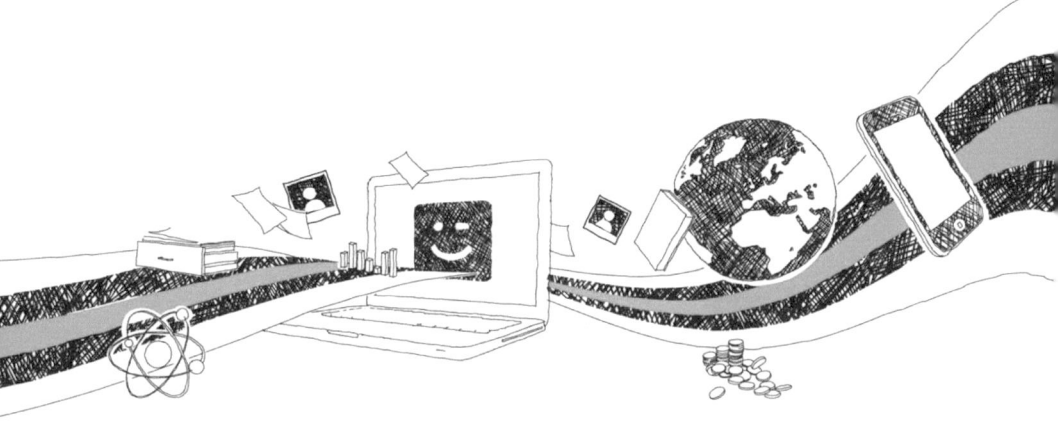
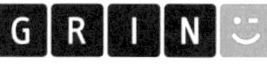